3 pasos para el bienestar

INTRODUCCIÓN A LOS MÉTODOS BÁSICOS
DEL QIGONG

Jose Beneyto

Contenido

Para Núria e Irene, mis auténticos tesoros

Introducción

La salud de una persona viene determinada por muchísimos factores. Algunos de ellos son de carácter genético o hereditario. Pero muchos otros dependen del estilo de vida que llevemos y de nuestros hábitos.

Es en ellos sobre los que podemos tomar mayor conciencia y adquirir nuevas costumbres que contribuyan a conseguir mejorar nuestra salud, y por lo tanto nuestra calidad de vida y bienestar.

La medicina tradicional china tiene su particular forma de analizar la salud de una persona y también establece una serie de factores que influyen en ella.

Algunos dependen del exterior, como los cambios climáticos y las características del lugar donde vivimos. Otros pertenecen a nuestro interior, como la genética, el estilo de vida (alimentación, ejercicio, descanso, etc.) o el control de las emociones.

Pero desde hace siglos entendieron que podía mejorarse la calidad de vida de una persona manteniendo una serie de hábitos que tenían un efecto directo sobre la salud.

Uno de los métodos que utilizaban para ello era la práctica de una serie de ejercicios que con el tiempo fueron conociéndose con el nombre genérico de *qìgōng* (pronunciado "chi kung"). Aquellos ejercicios no solo consistían en simples movimientos, sino que se les acompañaba de una respiración y concentración adecuadas. Con ello conseguían mantener una correcta circulación energética y sanguínea, lo que consideraban clave para mantenerse saludables.

Pero además trabajaban cuerpo, energía y mente para un cuidado integral del ser humano.

Aquellos primitivos ejercicios fueron evolucionando y con el tiempo derivaron en multitud de sistemas diferentes dependiendo del objetivo que persiguiesen sus practicantes.

Pero en esencia seguían manteniendo la circulación de energía y el trabajo de los tres aspectos como piedra angular de sus prácticas.

El cultivo de estos tres aspectos (cuerpo, energía y mente) no es algo exclusivo de la tradición china. A lo largo de la historia numerosas culturas han entendido dicha composición del ser humano y la importancia de su trabajo y cuidado.

Pero no es menos cierto que dentro de la medicina tradicional china cobra una especial importancia y es una de sus teorías básicas fundamentales.

Por este motivo los diferentes sistemas de, qigong y más concretamente el sistema Luohan, toman conciencia de la importancia que tienen esos tres aspectos, y desarrollan métodos para trabajarlos y mejorarlos de una forma armoniosa y efectiva para mejorar nuestro bienestar.

Lo que en esencia pretendo transmitir es la importancia de ser conscientes de los tres aspectos de los que estamos hechos y los tres métodos que nos permiten mejorarlos. En definitiva, *Los tres Pasos para el Bienestar*.

Lo que explico en este libro está basado en las teorías y métodos que utiliza el Luohan qigong para el cuidado de la salud. Pero como explicaba anteriormente no es algo exclusivo de dicho sistema y podemos encontrarlo en la mayoría de los estilos de qigong.

CAPÍTULO 1

Tres tesoros: la clave de la salud y el bienestar

Dentro de la Medicina Tradicional China, y muy especialmente en el ámbito de qigong, existe un concepto fundamental para entender nuestra salud, y por lo tanto nuestro bienestar y calidad de vida. Hablamos de "Los Tres Tesoros de la Salud"

En las teorías tradicionales en ocasiones se describen de una forma un tanto metafórica e incluso poética. Tenemos que entender que estas teorías fueron desarrolladas durante siglos en un contexto cultural y social muy diferente al nuestro. Por lo tanto, la forma de transmitir sus conocimientos nos puede resultar a veces algo chocante.

Así mismo, los tres tesoros han sido ampliamente estudiados y utilizados en medicina china y podemos encontrar numerosos escritos que profundizan mucho más en su significado.

Pero al mismo tiempo, hablamos de un concepto que a nivel básico es muy simple, fácil de entender y que nos servirá de base para establecer rutinas para el cuidado de nuestra salud.

Para la medicina tradicional china el ser humano está compuesto básicamente de tres cosas; la parte física, la energía y la mente.

Es decir, *podemos clasificar la composición del ser humano en tres niveles; físico, energético y mental, y cada uno de ellos se correspondería con cada uno de los tesoros (jïng 精, qì 氣, shén 神).*

1.- Parte física

Es todo aquello que podemos ver y tocar. Engloba todo nuestro cuerpo físico; desde la piel, hasta los órganos internos, pasando por huesos, músculos, tendones, etc.

Esta parte se corresponde con el JÍNG (精), generalmente traducido como esencia, y que constituye las sustancias fundamentales del cuerpo humano, siendo la base material de todos sus tejidos. Por lo tanto, se manifiesta en nuestro físico. La robustez de nuestra constitución depende de nuestro jing; un jing fuerte se manifestará en un cuerpo fuerte y sano. Por el contrario, un jing débil conllevará problemas de crecimiento, debilidad física, etc.

2.- Parte energética

Es aquello que no podemos ver, no podemos tocar, pero que sí podemos sentir: de alguna manera es lo que da vida y permite funcionar a nuestra parte física. Es lo que los chinos denominan QÌ (se pronuncia Chi) (氣) (generalmente traducido como "energía").

El qi circula por una serie de canales llamados JIN-LOU, que le permiten llegar a todas la partes del cuerpo. Para la medicina china existen varios tipos de qi según su origen, función o localización. Se le atribuyen diversas funciones como propulsión, calentamiento, defensa, etc.

3.- Parte mental

Es aquello que dirige al qi (energía) para que pueda funcionar el jing (cuerpo). Es decir, es nuestra actividad mental que dirigirá el funcionamiento de nuestro cuerpo a través de la energía, ya sea de forma consciente o inconsciente. Es lo que los chinos denominan SHÉN 神 (traducido muchas veces como "espíritu", "mente" o "conciencia").

El shen es un término muy amplio y muy genérico que no solo se refiere a nuestra actividad mental, sino también a diversas manifestaciones externas de nuestra actividad vital, como la expresión, la mirada o el aspecto general.

Dicho de una forma muy simple, *somos cuerpo, mente y energía*. Evidentemente, cada uno de estos tres aspectos se puede dividir en muchísimos apartados; el cuerpo físico lo podemos dividir en sistemas; hay diferentes tipos de energía; y el aspecto mental también se puede dividir en consciente, subconsciente, etc.

Paro la idea básica es que cualquier cosa de la que estamos hechos se puede incluir en uno de estos tres aspectos.

Un ejemplo nos servirá para entender mejor el significado de estos tres conceptos;

Centrémonos en uno de nuestros brazos. Eso sería el jing, o parte física. Se puede ver y tocar.

Ahora vamos a moverlo. Para ello necesitamos algo que no podemos ver ni tocar, pero que sí podemos sentir: eso es la energía, o qi.

Y también necesitamos algo que dé la orden para ejecutar el movimiento, que es nuestra mente, o shen.

Por lo tanto, ya podemos ver en este ejemplo, que estas tres partes siempre irán de forma conjunta; mi mente (shen) manda energía (qi) al brazo (jing) para poder moverlo.

En realidad, jing, qi y shen son términos que podríamos analizar y explicar de forma mucho más extensa y completa. Pero lo realmente importante es entender que de forma muy general y muy básica, estamos compuestos de estos tres aspectos.

De esta manera, si logramos trabajar y mejorar cada uno de ellos, nuestra salud, y por lo tanto nuestra vida será mejor.

Es importante entender que los tres tesoros no funcionan de manera independiente. Todo nuestro cuerpo es una unidad y no podemos aislar el funcionamiento de una parte sin que influya en las otras.

El trabajo sobre cada uno de ellos influirá en los otros dos y como norma básica en la mayoría de sistemas de qigong, los tres tesoros deberán ir coordinados para conseguir que nuestra práctica nos dé los resultados deseados.

En la actualidad sabemos que todo en el Universo es energía y vacío. Es decir, vivimos en un mundo vibracional donde todo proviene de la misma fuente y se manifiesta de diferentes formas dependiendo de su tipo o frecuencia de vibración.

Esto concuerda con el antiguo concepto chino de qi, en el que se dice que dicha energía qi subyace a todo lo que existe en el universo.

Cuando se condensa se convierte en materia y cuando se clarifica se convierte en espíritu. Todo vive y vibra gracias al qi que fluye en su interior.

Desde este punto de vista, los tres tesoros o tres aspectos en los que dividimos el ser humano son en realidad diferentes manifestaciones de una misma "fuerza vital" o como queramos llamarlo. Por eso siempre deben ir coordinados y gran parte de nuestro bienestar dependerá de que nuestro cuerpo, energía y mente vayan en la misma dirección.

Veamos entonces cuales son los métodos que utilizaremos para conseguirlo.

CAPÍTULO 2

Los tres pasos hacia nuestro bienestar

Llegados a este punto, y a modo de resumen, entendemos que el ser humano está compuesto de forma muy básica de tres aspectos o niveles. Aunque en realidad, todo se reduce a energía y vacío, la diferente vibración de dicha energía hace que se manifieste de tres formas diferentes pero interrelacionadas; *cuerpo, energía y mente*.

Como consecuencia, si trabajamos estos tres aspectos nuestra vida será mejor, más saludable y más feliz. Veamos como lo haremos;

Principalmente disponemos de tres métodos para el trabajo de los tres tesoros; movimiento, respiración y concentración.

- Para trabajar el JING, es decir, nuestra parte física, vamos a utilizar el movimiento.

- Para el trabajo del QI, la energía, nos serviremos de la respiración

- Para el desarrollo del SHEN, nuestra mente, utilizaremos la concentración.

Como vimos en el capítulo anterior, para gozar de una buena salud es importante que los tres tesoros funcionen de forma coordinada y unificada. Por lo tanto, sus métodos de trabajo también deben estarlo. Es decir, en todos nuestros ejercicios, para que sean realmente efectivos, el movimiento debe ir coordinado con la respiración y la concentración.

Aunque existan ejercicios en los que se enfatice en cada uno de los tres aspectos, siempre van a estar presentes los otros dos.

Como ya vimos, la mayoría de los sistemas chinos de qigong consideran que para mantener un óptimo estado de salud es de vital importancia el cultivo de los tres tesoros y mantener una correcta circulación energética por todo el cuerpo.

Estos tres métodos nos permitirán conseguirlo. Van a ser nuestros "Tres pasos para el Bienestar"

En las teorías de muchos sistemas podemos verlo expresado como "regular el cuerpo, regular la respiración y regular la mente"

CAPÍTULO 3

Yin Yang; la importancia del equilibrio

Antes de analizar con mayor detenimiento las tres herramientas o pasos para trabajar los tres tesoros, es muy importante conocer una teoría, la del yin y el yang. Aunque esté muy extendida y conocida, es necesario aclarar su significado y su aplicación a nuestro organismo y bienestar, así como a los ejercicios que podamos realizar.

YÏN (陰) y del YÁNG (陽) es un concepto filosófico utilizado en la antigua China. Designa una concepción del mundo, a partir de la cual se explica la Naturaleza y todo su funcionamiento.

Podemos clasificar todos los fenómenos que en ella acontecen mediante esta teoría, y como no, también es aplicable al ser humano. Tanto su anatomía como sus acciones pueden ser clasificadas según el concepto de yin o yang.

También es una teoría aplicable a los ejercicios de los diferentes sistemas de qigong, y por supuesto, al método propuesto en este libro.

Es mas, conocer con claridad el concepto de yin y yang, será determinante en nuestro trabajo y nos ayudará a conseguir un efecto u otro en nuestra práctica. En posteriores capítulos aprenderemos a aplicar este conocimiento a los ejercicios y como influye en ellos.

Pero primero, veamos de forma básica pero clara, cual es su significado de dicha teoría.

Qué es YIN-YANG

Imagina por un momento una colina. A uno de sus lados le da el sol. En el otro, hay sombra.

En el lado soleado hay luz, calor, y como consecuencia hay más actividad.

En la parte sombreada hay frío, oscuridad, y como consecuencia hay más quietud.

La parte soleada es el yang. La parte con sombra es el yin.

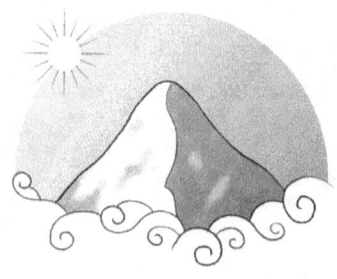

Como explicaba antes, esta concepción binaria se aplica a todos los aspectos de la naturaleza.

Como norma general, podemos clasificar como yang todo aquello que sea:

- móvil
- caliente
- ascendente
- centrípeto
- luminoso
- exterior
- superficial
- actividad

Y podemos clasificar como yin;

- inmóvil
- frío
- descendente
- centrífugo
- oscuro
- interior
- profundo
- descanso

El ser humano no escapa a esta regla. Como dice el Su Wen (un antiguo libro de medicina china): "toda estructura tisular del organismo puede dividirse en dos partes opuestas que están encarnadas por el yin-yang"

Veamos algunos ejemplos de esta clasificación;

- Yang: hombre, parte anterior-lateral del cuerpo, parte superior, superficie o exterior, entrañas, energía, etc.

- Yin: mujer, parte anterior-medial del cuerpo, parte inferior, interior, órganos, sangre, etc.

Por supuesto, esta teoría también es aplicable a los ejercicios de qi gong. Veamos de forma muy general ejemplos de cómo clasificar algunos movimientos;

- Yang: inspirar, tensar, subir, etc.

- Yin; espirar, relajar, bajar, etc.

Pero hay que tener en cuenta, que la naturaleza yin o yang de cualquier elemento o acción no es absoluta sino relativa. Es decir, será yin o yang en relación a otro elemento.

Además es importante entender que yin y yang no son dos tipos diferentes de energía, sino que representan los dos polos opuestos, pero al mismo tiempo complementarios de cualquier cosa.

Esta relación de interdependencia entre los dos elementos se ve perfectamente representada por famoso dibujo Taiji (esencia suprema):

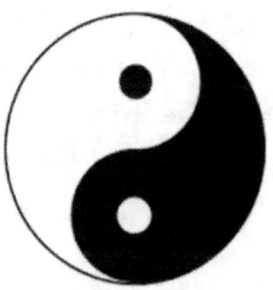

En él podemos ver representados los principales puntos de dicha interdependencia:

- *El yin y el yang son opuestos.* Todo tiene su opuesto, aunque este no es absoluto sino relativo, ya que nada es completamente yin ni completamente yang.

- *El yin y el yang son interdependientes.* No pueden existir el uno sin el otro. Como ejemplo, nos puede servir el día, que no puede existir sin la noche.

- *El yin y el yang pueden subdividirse a su vez en yin y yang.* Todo aspecto yin o yang puede subdividirse a su vez en yin y yang indefinidamente. Como ejemplo, la parte soleada de una montaña se considera yang. Pero dentro de ella hay cosas que se pueden clasificar momo más yin o más yang.

- *El yin y el yang se consumen y generan mutuamente.* El yin y el yang forman un equilibrio dinámico: cuando uno aumenta, el otro disminuye. El desequilibrio no es sino algo circunstancial, ya que cuando uno crece en exceso fuerza al otro a concentrarse, lo que a la larga provoca una nueva transformación. Por ejemplo, cuando amanece, el sol se va haciendo más visible hasta que desaparece por completo la oscuridad. Cundo este llega a su máximo resplandor, empieza a decrecer poco a poco hasta que vuelve a hacerse oscuro.

- *El yin y el yang pueden transformarse en sus opuestos.* Como en el ejemplo anterior, el día acaba transformándose en noche y la noche en día en un continuo ciclo. Otro ejemplo podría ser el cambio de estaciones. Las temporadas de frío acaban en periodos de calor y viceversa.

- **En el yin hay yang y en el yang hay yin.** Dentro de yin, siempre hay algo de yang, y al contrario, dentro de yang, permanece algo de yin. Esto viene representado por los círculos pequeños de diferente color.

- **Yin y yang son relativos.** Una cosa o un fenómeno natural serán yin o yang dependiendo de con qué se le compare. Por ejemplo, el agua en estado líquido es yin comparado con el vapor, pero yang comparado con el hielo.

Podemos encontrar numerosos ejemplos en la naturaleza en los que son visibles estos principios de oposición, alternancia y transformación;

El amanecer supone un ascenso de la energía yang que llega a su máximo a mediodía. A partir de ese momento comienza a descender a la par que va ascendiendo la energía yin hasta que alcanza su máximo a medianoche. En ese momento empieza a decrecer el yin y a crecer el yang repitiendo volviendo a reproducirse el mismo ciclo en el que yin y yang se van controlando y alternando para mantener un equilibrio dinámico.

No nos resultará difícil encontrar muchísima más información sobre la teoría del yin y el yang. Como hemos visto, es aplicable a todos los aspectos de la vida y existen auténticas corrientes filosóficas sobre dicha teoría. Pero considero que con lo explicado hasta ahora es suficiente. Creo que es preferible centrarse en como aplicamos dicha teoría a nuestro cuerpo, y a nuestro trabajo de qigong.

Hay una idea fundamental con la que considero importante quedarse;

Los ejercicios del qigong los podemos practicar de forma equilibrada, de forma yang, y de forma yin.

- Forma equilibrada; se practican los ejercicios manteniendo el equilibrio entre el yin y el yang consiguiendo un efecto neutro.

- Forma yang; pondremos más énfasis en la fase o en los elementos yang del ejercicio con la intención de tonificar, aumentar o subir la energía.

- Forma yin; pondremos el énfasis en la fase o en los elementos yin del ejercicio con la intención de relajar, sedar o descender la energía.

Esto es una idea general para entender cómo la teoría del yin y del yang nos ayudará a conseguir nuestros objetivos. Hay momentos en los que necesitamos activarnos, aumentar nuestra energía. En otros queremos relajarnos, eliminar tensiones. En cambio, en otros simplemente queremos trabajar los tres tesoros de forma equilibrada.

Aunque hay ejercicios destinados a conseguir un objetivo u otro, pequeñas variaciones en la realización de estos harán que tengan un diferente efecto.

Más adelante veremos como podemos conseguir que un ejercicio neutro o equilibrado tenga un efecto yang o yin según nuestras necesidades.

CAPÍTULO 4

Postura de inicio

Muchas veces la gente se interesa en actividades como el qigong y taiji (tai chi) con la intención de aprender a relajarse. Aunque la verdad es que ese no es el propósito de dichas técnicas, también es cierto que la relajación es un requisito imprescindible para poder practicarlas con éxito. Más adelante profundizaremos un poco más en este tema.

Mantener una buena postura es fundamental para ello. De hecho, aprender a colocarnos es el primer paso en la mayoría de sistemas tradicionales de trabajo energético.

Incluso existe una práctica muy conocida dentro de los sistemas de qigong y taiji llamado zhàn zhuāng (traducido literalmente como "permanecer quieto como una estaca"), que consiste en permanecer de pie, inmóvil en una determinada posición con el objetivo de mejorar nuestra postura, eliminar tensiones innecesarias, favorecer la circulación de qi, calmar la mente y un largo etcétera.

Aquí no vamos a abordar ese trabajo. Simplemente vamos a ver una posición inicial desde la que empezaremos la mayoría de los ejercicios.

Llegados a este punto cabe recordar la importancia del equilibrio; la teoría del yin y del yang. Todos los extremos son malos, y tan perjudicial puede ser un exceso de tensión como un exceso de relajación. Uno de los grandes objetivos de las posturas que vamos a aprender es el de colocarnos en una posición lo más equilibrada posible.

Postura de pie

Nos colocaremos de pie. Los pies separados aproximadamente la anchura de los hombros. Las puntas de los pies ligeramente hacia afuera. Las rodillas estiradas pero no bloqueadas. La cintura pélvica en posición neutra, con una ligera retroversión del sacro. La espalda recta con la mirada al frente. Los brazos relajados, colgados de manera natural a los lados de forma que los dedos corazón toquen ligeramente el lateral de las piernas.

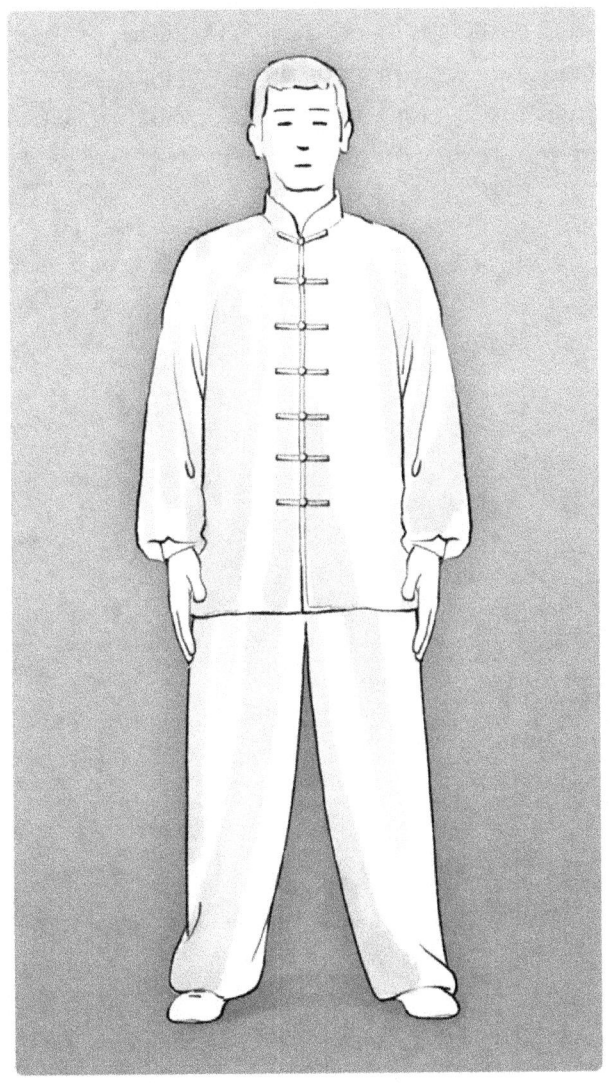

Postura sentado

La postura sentada es un poco más Yin que la postura de pie. Tradicionalmente se practicaba con las piernas cruzadas y sentados sobre una especie de cojín. Pero para la mayoría de la gente resulta más cómodo, y en líneas generales igual de efectivo, sentarse en una silla.

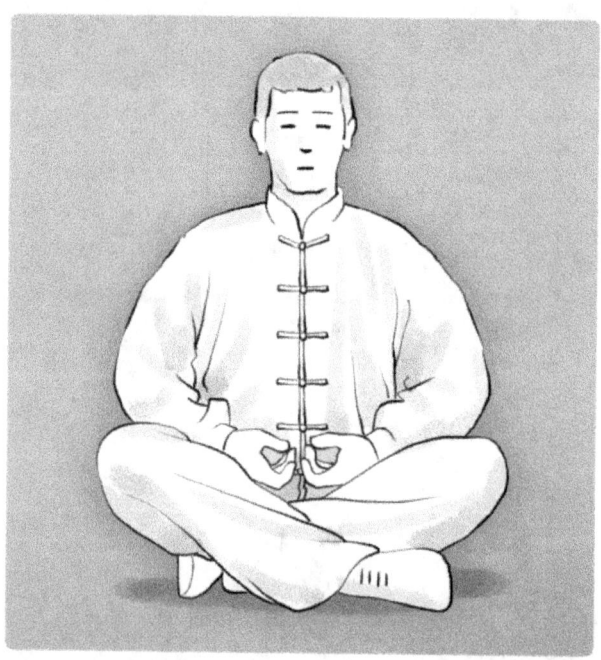

En esta variante debemos sentarnos en el borde de la silla sin apoyar la espalda sobre el respaldo. Lo ideal es que las rodillas estén flexionadas 90 grados de tal manera que los muslos queden paralelos al suelo. También pueden estar inclinados pero siempre con las rodillas más bajas que las caderas, nunca al revés. Los pies siguen estando separados la anchura de los hombros, con las puntas muy ligeramente hacia afuera o completamente paralelos. La espalda sigue estando recta y mantenemos la mirada al frente. Los brazos también siguen estando relajados de forma natural, pero ahora los colocamos de tal manera que las muñecas descansen sobre los muslos. De momento, en una posición básica, las palmas pueden estar hacia abajo o hacia arriba, pero siempre relajadas.

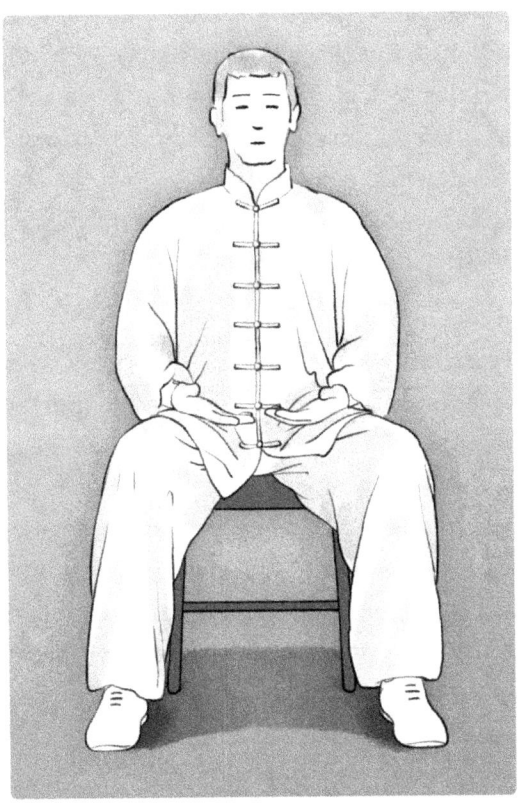

CAPÍTULO 5

Paso 1: Trabajo de JING

Para realmente mejorar nuestro cuerpo físico, es imprescindible moverse. En realidad, para ello nos puede servir cualquier actividad física que nos guste y que resulte saludable. Ya sea caminar, correr, bailar o practicar cualquier deporte de manera regular, moderada y preferentemente de forma aeróbica nos puede servir para fortalecer nuestro cuerpo, nuestro jing.

Pero el objetivo que busca el qigong va un poco más allá. Muchas veces no se habla solo de fortalecer, sino de regular o equilibrar el cuerpo. Recordemos que por una parte buscamos trabajar nuestro jing, pero también queremos mejorar la circulación de la energía por todo el organismo. Y el movimiento es una excelente herramienta para impulsar la circulación sanguínea, y por lo tanto energética, por todo el cuerpo. Pero a pesar de que cualquier ejercicio ayuda a dicha circulación, hay algunos métodos que son más efectivos y adecuados para ello.

En el qigong, se suele alcanzar el equilibrio del cuerpo mediante una serie de ejercicios de estiramiento y relajación que nos ayudan a eliminar la tensión excesiva del organismo y nos proporcionan un estado óptimo de relajación.

Dicha relajación del cuerpo es un requisito imprescindible, junto con una postura adecuada, para que la sangre y la energía circulen libremente. Esto también nos permitirá poder respirar correctamente y mantener un estado mental equilibrado.

Este tipo de ejercicios se componen de maniobras para estirar y relajar las diferentes partes del cuerpo, de forma lenta y rítmica para estimular la circulación.

Son muchísimos los beneficios que podemos obtener con los ejercicios que incluyen dichos estiramientos. A parte de estimular la circulación energética, se verán beneficiadas diferentes estructuras o tejidos del cuerpo;

Músculos;

- Al ser la parte activa de nuestro sistema locomotor, son una de las estructuras mas beneficiadas por los estiramientos.

- Los estiramientos ayudan a un correcto desplazamiento de las estructuras que forman los músculos, asegurando de esta manera su funcionalidad.

- Contribuyen a mantener la flexibilidad, adaptabilidad, estabilidad y elasticidad, factores que determinan la verdadera fuerza de un músculo.

- Ayudan a reducir posibles contracturas, con lo cual el funcionamiento general del músculo es mejor.

- Uno de los efectos más interesantes que conseguimos con los ejercicios de estiramientos es el de drenaje; si comparamos el músculo con una esponja que en este caso está llena de sangre, al estirarlo ayudamos a vaciarlo, escurriendo la sangre que había dentro y eliminando toxinas y productos de desecho. Al relajar y soltar el estiramiento, al igual que haría una esponja, el músculo se vuelve a llenar de sangre, en esta ocasión oxigenada, con lo que recibirá un mayor aporte de nutrientes. De esta manera conseguimos favorecer la circulación de la sangre, y por tanto de energía, en los diferentes grupos musculares, mejorando su nutrición y la eliminación de productos de deshecho, con todos los beneficios que esto comporta.

- Ayudan a un correcto equilibrio recíproco entre agonista y antagonista.

Huesos y articulaciones;

- Los estiramientos estimulan las glándulas sinoviales, lo que provoca una mayor producción de líquido sinovial. Esto beneficia a todos los tejidos que se nutren de dicho líquido, especialmente las superficies articulares.

- En la fase de estiramiento de la mayoría de los ejercicios, lo que buscamos en realidad es separar los diferentes huesos que conforman cada articulación;

es decir, aumentar por un instante el espacio interarticular, como se indica en el dibujo. Esto provoca una serie de compresiones-descompresiones que también contribuyen a una mejor nutrición de los cartílagos articulares.

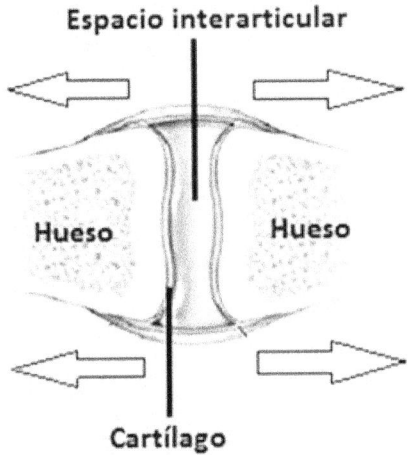

- Esto libera dichas articulaciones, con lo que ayuda la regeneración ósea. Esto cobra especial importancia cuando se trata de la columna vertebral, ya que, aunque sea de forma ligera, ayudamos a descomprimir el espacio entre vértebras.

- Además se consigue aumentar la temperatura intra-articular, por lo que el líquido sinovial se hace menos viscoso y cumple mejor con sus funciones.

- Está demostrado que el ejercicio físico moderado ayuda a ralentizar la pérdida de masa ósea.

- Al favorecer músculos más elásticos y sin contracturas, conseguimos eliminar presiones o tensiones sobre los huesos con lo que evitamos uno de los factores que favorecen el desgaste de éstos.

Ligamentos;

- La separación o descompresión de la que hablábamos anteriormente somete a cierta tensión a los diferentes ligamentos cuya función es, precisamente, mantener la articulación unida. Esta presión controlada a la que son sometidos ayuda a su fortalecimiento.

Tendones

- Otro de los grandes beneficiados de los ejercicios de esta forma son los tendones. Como he comentado anteriormente, estirar un grupo muscular de forma activa, implica contraer sus antagonistas. Además, después de una fase del ejercicio en la que llegamos a su máxima extensión soltamos y vamos contrayendo hasta que llega un punto en el que volvemos a iniciar un nuevo estiramiento. Con esto lo que se consigue es que los estiramientos se inician desde la contracción del músculo, convirtiéndolo en su fase inicial en un estiramiento excéntrico. Dichos estiramientos, al estar el músculo inicialmente aún contraído, repercute especialmente sobre el tendón, lo que lo mantiene más elástico y resistente.

De hecho, los estiramientos excéntricos suponen una excelente arma terapéutica en fisioterapia y masaje para el tratamiento de patologías tendinosas.

Los tendones suelen ser una de las estructuras más olvidadas en el trabajo de las diferentes actividades físicas. La práctica de qigong nos ayuda a cubrir este hueco.

Práctica

Es muy difícil enseñar a través de un libro la forma correcta de ejecutar los ejercicios.

Lo que describo a continuación es solo un ejemplo muy básico pero muy efectivo de como con los estiramientos podemos mejorar la circulación del qi, además de trabajar y mejorar nuestro jing.

Se trata de un ejercicio muy popular y que está presente, en alguna de sus versiones, en la mayoría de los sistemas de qigong.

En el siguiente enlace (*https://youtu.be/oxEzkMD1Oys*) accederá a un vídeo en el que podrá ver su ejecución. Junto a las siguientes indicaciones le resultará sencillo aprenderlo.

Para empezar adopte la primera posición de inicio que hemos visto, aquella en la que estamos de pie.

Dedique unos instantes a observar como es su postura, y si cumple con las indicaciones que dábamos en el capítulo correspondiente. Más adelante, cuando ya hayamos hablado de ello, podrá dedicar unos minutos a regular su respiración y su mente. De momento, es suficiente con que se centre en su postura y permanezca atento a las sensaciones que vaya sintiendo.

Desde aquí, manteniendo los brazos relajados, entrelace los dedos de las manos y colóquelas por delante del abdomen con las palmas hacia arriba. Al mismo tiempo, flexione ligeramente las rodillas. Mantenga la espalda recta y la mirada al frente. (fig. 1).

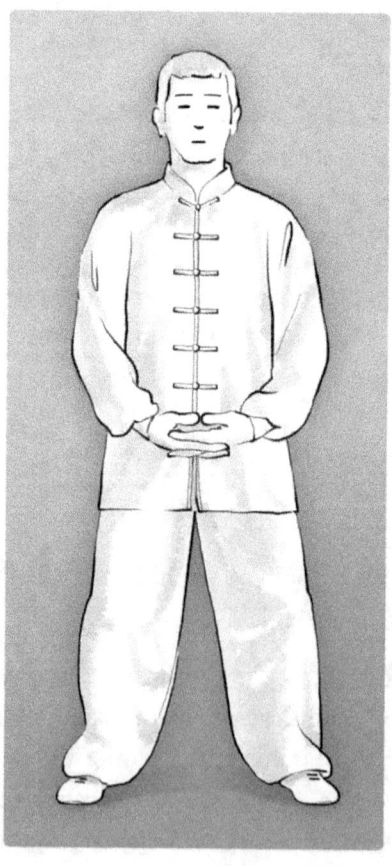

Figura 1

Empiece a estirar las piernas y al mismo tiempo vaya subiendo las palmas por delante del cuerpo hasta que los antebrazos queden paralelos al suelo. (fig.2)

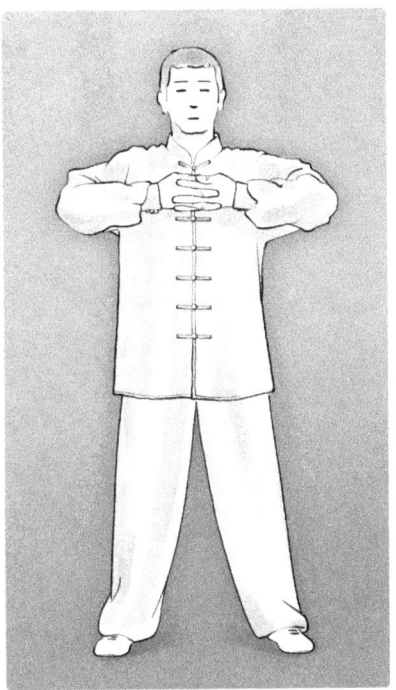

Figura 2

Llegados a este punto, siga subiendo las manos al mismo tiempo que va girando las palmas hasta que miren de nuevo hacia arriba.

Siga subiendo hasta que estire por completo los brazos. Las piernas están estiradas, la espalda recta, y los brazos completamente estirados con las manos justo encima de la cabeza y las palmas mirando hacia arriba (fig.3).

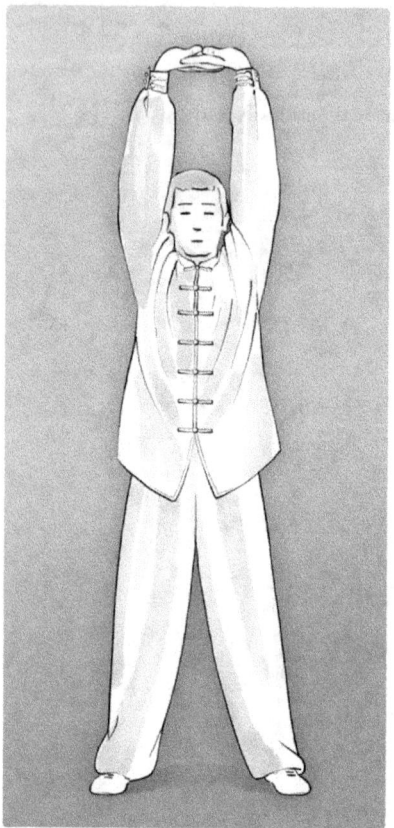

Figura 3

Mantenga un instante esa posición, manteniendo la intención (Yi) de seguir empujando hacia arriba, aunque ya no se produzca ningún movimiento por que ya ha llegado a su máxima extensión.

Finalmente, solo si puede mantener el equilibrio, póngase de puntillas con la intención de llegar un poco más arriba. Recuerde no solo empujar con las manos, sino también con su mente, con su intención. (fig. 4)

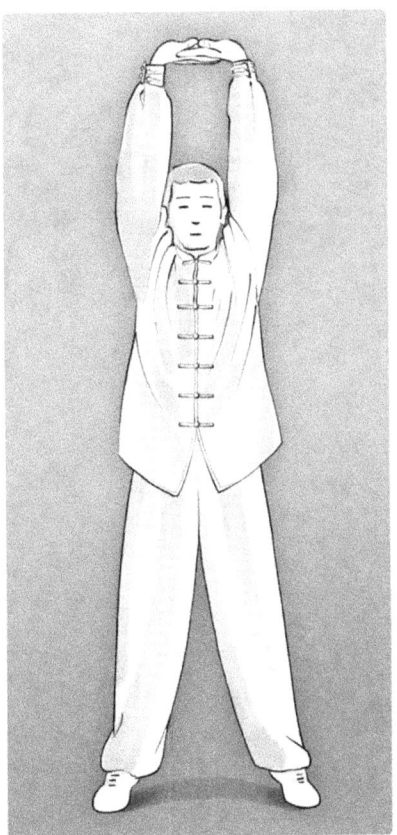

Figura 4

Después de esto, vuelva a apoyar los pies en el suelo, suelte las manos, y vaya bajando los brazos suavemente por los lados hasta llegar abajo y volver a la posición inicial (Fig. 5 y 6). Las rodillas deben flexionarse ligeramente mientras baja los brazos. Su concentración o su mente también se relajan, centrándose ahora en sentir las sensaciones que produce la relajación tras el estiramiento.

Volveríamos a repetir las veces que deseemos.

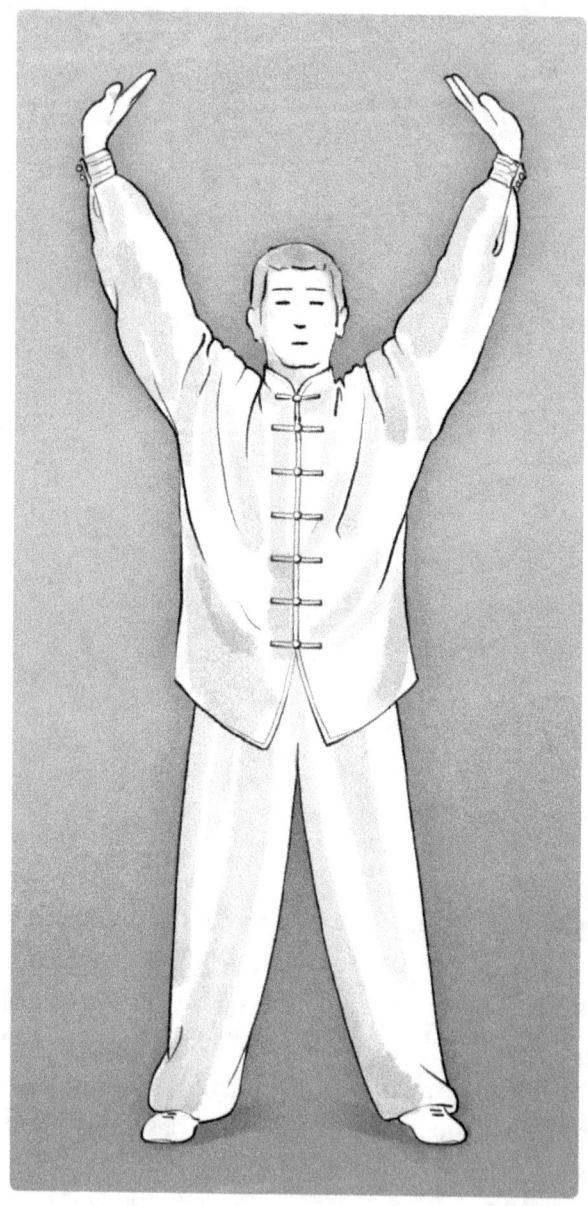

Figura 5

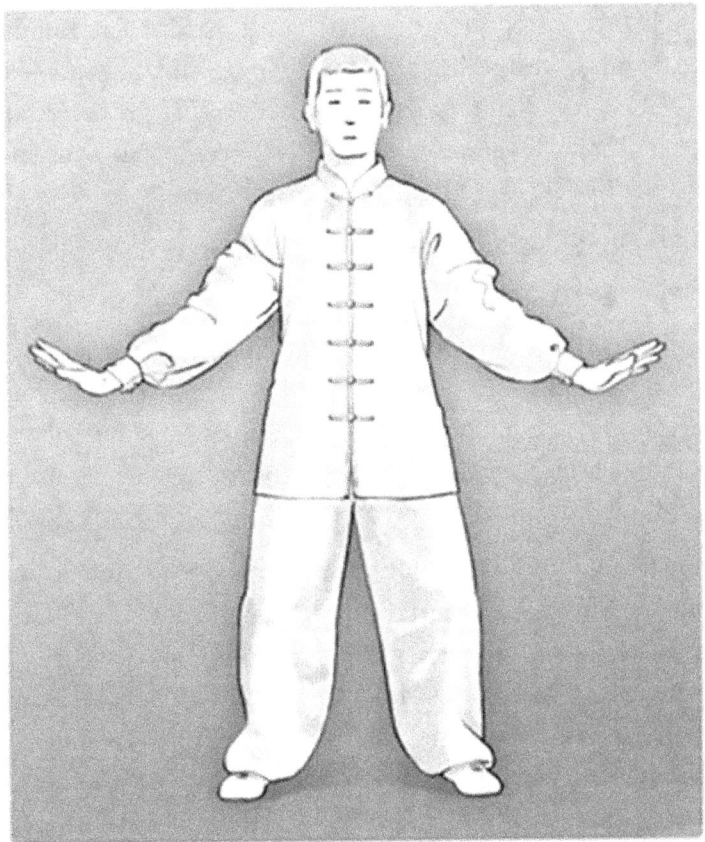

Figura 6

Este ejercicio está destinado principalmente a estirar toda la musculatura del tronco. Esta, como ya vimos, se verá beneficiada de un mayor aporte de sangre y nutrientes.

Pero también sometemos a los órganos internos a una especie de presión-descompresión, produciendo un efecto de bombeo, con lo cual también se verán beneficiados con un mejor aporte sanguíneo y energético.

No menos importante es el estiramiento sobre la columna vertebral, buscando descomprimir por unos instantes las vértebras, ayudando de esta manera a mejorar el estado de las diferentes estructuras que las acompañan (discos, ligamentos, etc.).

También estiramos parte de la musculatura de las piernas y los brazos.

Su práctica nos ayuda a sentirnos más despiertos, pero al mismo tiempo más relajados. Al principio es mejor no pensar en la respiración, pero veremos como el cuerpo, de manera natural, inspira al estirar los brazos, y suelta el aire al relajarlos y flexionar.

Mantenga la mirada al frente durante todo el ejercicio. Le ayudará estar con el cuerpo vertical y mantener el equilibrio al ponerse de puntillas. No tenga prisa al ejecutarlo y permanezca atento a las sensaciones que se vayan produciendo. Recuerde la importancia del equilibrio, evitando un exceso de tensión al estirar y un exceso de relajación al soltar.

Haga varias repeticiones, y se dará cuenta que de alguna manera recuerda al ciclo del día o las estaciones, respetando la teoría del yin y del yang. Desde la relajación del inicio del movimiento (yin) empieza a subir y estirar hasta llegar a su máxima extensión (yang), para desde ahí volver a decrecer y llegar hasta bajo para empezar de nuevo el ciclo.

CAPÍTULO 6

Paso 2: Trabajo de QI

Para el trabajo específico del aspecto qi, vamos a utilizar la respiración. Aunque, como podemos ver, el movimiento y la concentración también ayudan a movilizar la energía y llevarla donde queramos, en nuestro sistema cobra especial importancia el trabajo de diferentes tipos de respiración para conseguir este cometido.

Según la medicina tradicional china, la respiración impulsa el movimiento del qi por todo el cuerpo. Solo con la respiración somos capaces de acelerar o ralentizar nuestro ritmo cardíaco (haciendo respiraciones más cortas o más largas). Como consecuencia podemos entender que con la respiración podemos influir en la circulación de la sangre, y por tanto, de la energía.

Trabajar nuestra respiración consiste en tomar conciencia y control sobre ella. Nuestra forma habitual de respirar está constantemente afectada por factores como una conversación, factores emocionales, malas posturas o simplemente por el stress y el cansancio, haciéndola la mayoría de las veces demasiado superficial.

Puesto que la respiración se encarga de impulsar la energía, una forma errática, distraída y superficial de respirar afectará de forma negativa a la circulación energética por nuestro organismo.

Por lo tanto, para equilibrar y facilitar el movimiento de energía (y con ella la sangre con todos sus nutrientes) por nuestro cuerpo es imprescindible tomar el control y equilibrar la respiración.

Veamos algunos de los beneficios generales que nos puede aportar practicar ejercicios respiratorios;

- Dentro de las teorías de la medicina tradicional china se considera que la respiración impulsa el movimiento del qi. De esta manera, mejorar nuestra respiración contribuirá a favorecer la circulación de la energía, y como consecuencia de la sangre, por todo nuestro cuerpo.

- Producen un aumento de elasticidad de los pulmones, y por lo tanto su capacidad de respiración. Este beneficio se mantiene durante todo el día y no solo durante la práctica de los ejercicios.

- Mejora la oxigenación de todo el cuerpo y sus tejidos, contribuyendo de esta manera a mejorar el funcionamiento de sus diferentes sistemas. Esto provoca una mejor alimentación de dichos tejidos y ayuda a la eliminación de residuos.

- A través de los movimientos de los diferentes músculos que usaremos para respirar, especialmente el diafragma, los órganos internos reciben un masaje. Esto estimulará la circulación sanguínea por dichos órganos (riñones, hígado, bazo, corazón...).

- Los ejercicios respiratorios nos ayudarán a conseguir un estado de mayor relajación y calma mental. Pero al mismo tiempo podemos también contribuir a alcanzar un mayor estado de alerta y claridad mental.

Los ejercicios respiratorios no solo nos ayudarán a llevar la energía a diferentes puntos o zonas, sino que también podremos obtener diversos efectos sobre ella como acelerar o ralentizar su circulación

Por lo tanto, existen muchísimos tipos de respiración en el qigong, que usaremos dependiendo del efecto que queramos conseguir.

1. Dos formas básicas de respirar

Uno de los principales objetivos con el que la practicaremos será el de ayudarnos a **dirigir la energía a diferentes zonas.**

Básicamente existen dos tipos de respiración que nos ayudaran a movilizar la energía de una forma concreta. Es decir, con ellos influiremos en el **movimiento del qi y en las zonas donde lo vamos a dirigir.**

Veamos cuales son estos dos tipos de respiración;

- Respiración natural o lineal
- Respiración por alturas o por zonas

A.-Respiración natural o lineal

En este tipo de respiración simplemente inspiramos por la nariz y espiramos por la boca. Sin más, por eso la llamamos respiración natural. También la llamamos respiración lineal porque éste es el efecto que conseguimos a nivel energético; al inspirar la energía sube, y al espirar la energía baja, de forma lineal.

Es un tipo de respiración básica sobre la cual podemos empezar a trabajar.

El primer paso consistirá en que el practicante sea consciente de la respiración. Primero sin ningún movimiento, y posteriormente con los diferentes ejercicios, deberemos aprender a sentir nuestro ritmo respiratorio. Poco a poco intentaremos que la respiración sea más profunda pero nunca sin llegar a forzarla.

Aquí empezaremos a entrenar lo que yo llamo el "concepto de la botella "; imaginaremos que nuestro tronco (en realidad nuestros pulmones) son como una botella que vamos a llenar. Si ponemos dicha botella en el grifo, ésta se llenará desde abajo hacia arriba y cuando le damos la vuelta para vaciarla, de nuevo será la parte baja de la botella la que primero se vaciará. Cuando llenamos nuestros pulmones de aire (que se verá reflejado en el movimiento de nuestro cuerpo), éstos empezarán a llenarse desde abajo hacia arriba, y al espirar, como el ejemplo de la botella, será la parte baja la primera en vaciarse.

Una vez consigamos respirar de forma profunda, pausada, controlada y de la forma que acabamos de ver empezaremos a incorporar diferentes variantes que posteriormente explicaremos. Se trata, por ejemplo, de la respiración de tipo yang, tipo yin, retención, etc. Como decía, posteriormente profundizaremos en todos esos métodos de respiración.

B.-Respiración por alturas o zonas

Lo más habitual es respirar de forma automática e involuntaria sin prestar atención a dicho proceso.

Pero también podemos tomar el control y nos daremos cuenta que para respirar necesitamos la acción de diferentes músculos.

Dependiendo de la musculatura que utilicemos el aire se dirigirá a diferentes zonas de los pulmones, produciendo de ésta manera diversos efectos sobre nuestro organismo. Dentro de muchos sistemas de qigong se suelen diferenciar tres tipos de respiración atendiendo a la musculatura que utilicemos y por tanto la zona de los pulmones donde se dirigirá el aire:

- *ZONA BAJA*: muchas veces denominada como respiración *diafragmática o abdominal*. Está regulada por el movimiento del diafragma. Al inspirar, éste se desplaza hacia abajo, llegando así el aire a la zona más profunda de los pulmones. Esto produce que los órganos abdominales se desplacen hacia abajo y hacia afuera al inspirar, y vuelvan a su sitio al espirar. Se produce de esta manera un movimiento de bombeo o masaje, y con ello conseguimos una mayor circulación de sangre y por tanto de energía en toda la zona baja de nuestro cuerpo. Utilizando términos de la medicina china, podemos decir que estamos trabajando el *jiāo inferior*.

Todo ello ayudará a mejorar todos los tejidos situados en dicha zona, especialmente los órganos internos correspondientes.

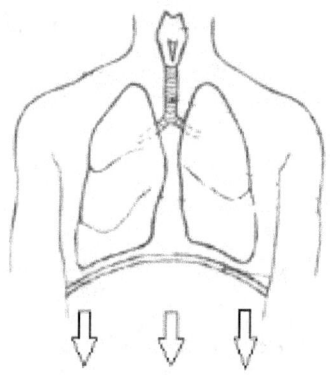

**RESPIRACIÓN ZONA BAJA
O
ABDOMINAL**

- *ZONA MEDIA*: también conocida como respiración *torácica o intercostal*. Depende de los músculos intercostales, que están situados entre las costillas. Durante la inspiración dichos músculos se expanden, empujando las costillas hacia afuera y ensanchando la caja torácica. Durante la espiración vuelven a su estado inicial. Con ello ayudamos a que la sangre y la energía circulen por toda la zona media de nuestro cuerpo, lo que en medicina china se conoce como *jiāo medio*.

Como consecuencia se verán beneficiados todos los tejidos de la zona media, especialmente los órganos internos incluidos en ella.

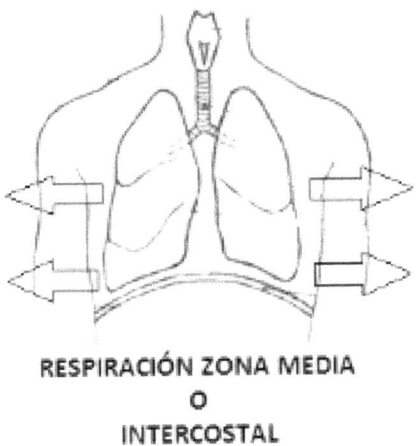

RESPIRACIÓN ZONA MEDIA
O
INTERCOSTAL

- **ZONA ALTA**: a veces conocida como respiración *clavicular*. En esta ocasión son las clavículas las que al inspirar se alzan para abrir la parte superior de los pulmones, consiguiendo que el aire vaya a dicha zona. Durante la espiración se relajan y vuelven a su posición inicial. Por lo tanto, será toda la zona alta, y especialmente los órganos internos correspondientes, los que se vean beneficiados por el bombeo o masaje producido por la respiración. En términos de medicina china diremos que estamos trabajando el *jiāo superior*

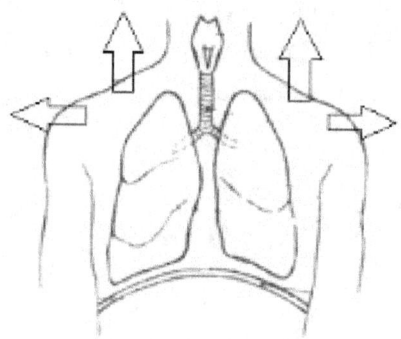

**RESPIRACIÓN ZONA ALTA
O
CLAVICULAR**

En definitiva lo que buscamos en llevar el aire a cada una de las alturas que hemos visto. Con ello conseguimos que los músculos encargados de dirigir el aire a cada una de ellas se contraigan y relajen, lo que produce una presión y relajación sobre las estructuras orgánicas situadas en cada una de las alturas.

Esto produce un efecto similar al que conseguimos con un masaje; activar la circulación de la sangre y de la energía a cada una de esas alturas. Con ello mejoraremos el funcionamiento y por lo tanto la salud de toda la zona, especialmente los órganos internos correspondientes. Esto es debido al mayor aporte sanguíneo, que contribuirá a una mayor nutrición de todos los tejidos y una mejor eliminación de residuos.

1. Seis sistemas de respiración

Como acabamos de ver, los dos métodos básicos de respiración nos sirven para dirigir el movimiento del qi y las zonas donde queremos trabajar.

Pero con la respiración podemos conseguir diferentes efectos sobre la energía independientemente de la zona que estemos trabajando.

Aunque muchas veces no seamos conscientes, el ciclo respiratorio se compone de cuatro fases diferenciadas; inspiración, pausa, espiración, pausa.

Variando la duración y/o intensidad de cada una de ellas seremos capaces de conseguir efectos diferentes sobre nuestro organismo.

Tradicionalmente, en el Luohan qigong se enseñan seis sistemas o métodos de respiración con sus correspondientes objetivos.

Veamos cuales son estos seis sistemas de respiración;

- Respiración equilibrada (neutral)
- Respiración de tipo yang
- Respiración de tipo yin
- Respiración de explosión (pao sik)
- Respiración de tortuga (quai sik)
- Respiración embrionaria (inversa)

PERO ANTES... ¿RESPIRAR POR LA NARIZ O POR LA BOCA?

Pues una vez más, dependerá de lo que queramos conseguir. La nariz está diseñada específicamente para la respiración, y se encarga de filtrar y calentar el aire.

Pero respirar por la boca nos permite mayor entrada y salida de aire.

Como norma general, se inspira y espira por la nariz cuando queremos mantener la energía más en el interior y cuando el movimiento de Qi que buscamos es menor.

También es aconsejable cuando la temperatura es muy fría y necesitamos calentar el aire. Desde el punto de vista energético, inspirar y espirar por la nariz tiene un efecto más tonificante sobre el qi.

Cuando inspiramos por la nariz y espiramos por la boca, solemos conseguir un mayor movimiento de qi, ya que el aire puede salir con mayor libertad por la boca. Como norma general, en esta variante, al inspirar por la nariz subimos el qi, y al espirar por la boca bajamos el qi.

También podemos inspirar por la boca. Aunque no sea la forma más aconsejable para la vida diaria hay ocasiones en las que podemos utilizarla. Especialmente cuando necesitemos una mayor entrada de aire. Cuando nos encontremos en situaciones, como por ejemplo, después de un esfuerzo extenuante, el cuerpo cogerá aire por la boca de forma natural ya que le permite mayor entrada de este y por lo tanto mayor aporte de oxígeno.

En trabajos más avanzados de Luohan qigong, se respira por la boca para dirigir el aire a zonas o áreas concretas.

Es interesante resaltar que existen aparatos para la recuperación de pacientes con diversas dolencias en los que deben soplar con la intención de mover una serie de bolas que hay en su interior. Este aparato se utiliza para fortalecer y aumentar la capacidad pulmonar y en dichos ejercicios se inspira y espira por la boca. Ello nos da a entender, que aunque no sea la forma más adecuada para respirar durante el día a día, en situaciones concretas es perfectamente válido utilizar la boca para respirar.

Respiración equilibrada

Partiendo de que ya tenemos claros los conceptos de Yin y de Yang, definiremos la *respiración equilibrada como aquella que tiene un efecto neutro en nuestro organismo.*

Es decir, con ella no pretendemos activarnos (yang) ni sedarnos (yin), lo que buscamos es un efecto neutro o de equilibrio. Buscaremos favorecer la circulación de la energía, pero de una forma equilibrada.

Para conseguir esto nos centraremos en que *nuestra inspiración dure lo mismo que nuestra espiración.* Generalmente, y como referencia, contaremos hasta tres al inspirar y contaremos también hasta tres al espirar. Evidentemente esta cuenta de tres será más rápida o más lenta dependiendo de la capacidad pulmonar de cada persona. Simplemente se trata de contar para conseguir que inspiración y espiración duren lo mismo.

La respiración equilibrada es un método básico que nos ayudará a centrarnos, relajarnos y tomar conciencia de nuestro cuerpo así como eliminar tensiones y favorecer una correcta circulación de qi.

Debemos tener en cuenta que nunca hay que forzar la respiración. Normalmente se aconseja no llenar nuestros pulmones al inspirar más del 70 por cien de su capacidad. Esto evitará tensiones innecesarias y un mayor aprovechamiento del aire inspirado.

Pruebe a hacer una inspiración llenando la totalidad de sus pulmones. Enseguida notará que se tensa en exceso y se ve obligado a soltar el aire rápidamente perdiendo el control de la espiración.

Nuestra intención es hacernos consciente de la respiración y aprender a controlarla y "jugar" con las cuatro fases que la componen para obtener diferentes respuestas.

Si en lugar de llenar los pulmones en su totalidad, lo hacemos aproximadamente al 70 por cien, nos daremos cuenta que podemos retener el aire mucho más tiempo si así lo deseamos y posteriormente podemos controlar mucho mejor la espiración y hacerla más larga, corta, intensa o suave según nuestra voluntad.

Práctica

Adopte una de las dos posiciones de inicio que hemos visto. Puede estar de pie, o sentado, como le resulte más cómodo.

Permítase unos segundos, o el tiempo que considere necesario, para centrarse en su posición, analizando los puntos que vimos; pies separados la anchura de los hombros, espalda recta, brazos relajados y mirada al frente. Puede tener los ojos abiertos, pero le aconsejo que los cierre ligeramente, le ayudará a aislarse del exterior y centrarse en sí mismo.

Una vez ha regulado su cuerpo, nos centramos en su respiración. De momento inspire por la nariz y espire por la nariz o por la bica, como le sea más cómodo. Vaya sintiendo su respiración y siendo consciente de sus cuatro fases que se van sucediendo de forma cíclica. Poco a poco vaya haciendo su respiración más profunda, más larga, más suave y rítmica, evitando llenar en exceso sus pulmones y controlando que al espirar no salga todo el aire de golpe.

No se preocupe si al principio se distrae o sus pensamientos le llevan hacia otro lugar. Cuando se de cuenta simplemente céntrese de nuevo en su respiración.

Después de un tiempo, que puede ser de varios minutos o con la práctica simplemente de unas cuantas respiraciones, vamos a tomar conciencia de la duración de nuestra respiración. Vamos a intentar que la inspiración y la espiración duren lo mismo. Como guía puede contar hasta tres al inspirar y también hasta tres al espirar.

Con ello conseguiremos un efecto neutro sobre el qi. Simplemente conseguimos hacerlo circular (además de todos los beneficios que vimos que nos puede aportar los ejercicios respiratorios), pero de una manera más neutra.

Respiración YANG

En este tipo de respiración haremos *la inspiración más larga que la espiración*. También se conseguiría un efecto similar haciendo más hincapié en la inspiración (haciéndola más fuerte).

Para conseguir nuestro objetivo, contaríamos hasta cuatro al inspirar y hasta tres al espirar.

El efecto que conseguimos con este tipo de respiración es un trabajo yang; subir la energía, estirar nuestro cuerpo, acelerar la circulación, etc.

Práctica

Igual que el ejercicio anterior, escoja la posición de inicio que le sea más cómoda. Permítase un pequeño tiempo para centrarse y regular su respiración. Pasadas unas cuantas repeticiones, céntrese en los tiempos y haga un poco más larga la inspiración que la espiración. Como indicaba, una buena guía puede ser contar hasta cuatro en la inspiración y hasta tres en la espiración.

Con ello conseguiremos un efecto más tonificante, más yang; nos ayudará a activarnos, a aumentar nuestra energía, a revitalizarnos, etc.

Respiración YIN

Con este tipo de respiración conseguimos el efecto contrario, es decir, obtendremos un trabajo yin; bajar la energía, relajar el cuerpo, sedar la circulación, etc.

Para conseguirlo haremos la *inspiración más corta que la espiración*. En esta ocasión también nos valdría poner más énfasis en la espiración (hacerla más fuerte o pronunciada).

Volviendo a las cuentas, contaremos hasta tres al inspirar y hasta cuatro al espirar.

Practica

Exactamente igual que los anteriores, tras adoptar una postura de inicio, regular y prestar atención a nuestra respiración, nos centraremos en los tiempos, contando ahora hasta tres al inspirar y hasta cuatro al espirar.

Con ello conseguimos un efecto más relajante, tranquilizador y sedante. Es decir, un efecto más yin.

Solo con este tipo de respiración básica y entendiendo la teoría del yin y del yang, ya hemos visto cómo podemos obtener diferentes efectos en nuestro cuerpo haciendo pequeñas variaciones en la duración de las diferentes fases de la respiración.

Es algo básico, sencillo, pero extremadamente útil para nuestra práctica. Lo que acabamos de ver es aplicable a la mayoría de los ejercicios, y entendiéndolo de forma correcta, podremos adaptarlos a nuestros objetivos, dependiendo de si lo que buscamos es trabajar de forma más activa, estimulante, de forma más relajante, más suave o simplemente queremos hacer un trabajo más equilibrado.

En ocasiones en las que necesitemos un plus de vitalidad (cansancio, apatía, etc.), practicar la respiración de tipo yang nos puede ayudar.

Por el contrario, en situaciones en las que necesitamos relajar (stress, tensión, preocupación, etc.) respirar de forma yin nos puede ser de ayuda.

Si simplemente queremos movilizar la energía, centrar la mente y beneficiar nuestra salud y bienestar de forma general, la respiración equilibrada será la adecuada.

Hay otra forma de transformar nuestra respiración neutra en yang o yin:

Una respiración más rápida nos obligará a realizar una respiración más superficial, con lo que conseguiremos un efecto yang, ayudando a subir nuestras pulsaciones, nuestra energía, et. Por el contrario, una respiración más lenta nos llevará a hacerla más profunda, con lo que obtendremos un efecto más Yin; mayor relajación, bajar nuestro ritmo cardíaco, etc.

QUAI SIK (respiración de tortuga)

Como hemos visto ya, el ciclo respiratorio se compone de cuatro fases;

INSPIRACIÓN-PAUSA-ESPIRACIÓN- PAUSA

Anteriormente hemos visto cómo podemos variar la duración de la inspiración y la espiración según nuestras necesidades.

Pero también podemos utilizar las pausas existentes entre ambas para conseguir determinados objetivos.

La conocida como "quai sik" o respiración de la tortuga consiste en contener la respiración. Es decir, aumentamos la duración de alguna de dichas pausas con una finalidad concreta.

De forma muy general, podemos decir que dentro del Luohan qigong utilizamos este tipo de respiración con la intención de mantener el qi o energía en una zona concreta durante un tiempo determinado. La duración de la retención que practicamos en nuestro sistema suele ser bastante corta, generalmente de uno o dos segundos. Suele realizarse junto a una pausa en el movimiento del ejercicio que estemos realizando y concentrándonos en la zona o punto donde queramos mantener la energía.

Existen dos variantes de este tipo de respiración; aquella en la que hacemos una pausa tras la inspiración y aquella que la hacemos después de espirar. Veamos con un poco más de detalle cada una de ellas.

1. Consiste en inspirar, mantener el aire y luego soltarlo. Tiene un efecto más yang, es decir buscamos tonificar el punto o zona que estemos trabajando.

2. En esta ocasión espiramos, hacemos entonces una pausa, para luego seguir con la inspiración. En ésta ocasión tiene un efecto más yin. Buscamos sostener el qi en una zona o punto concretos pero con una finalidad más relajante.

Práctica

Adopte una posición de inicio. Dedique unos instantes a tomar conciencia de su respiración. Cuando se sienta preparado inspire y mantenga unos segundos Al principio basta con uno o dos segundos. Nunca pase de tres. No haga retenciones más largas sin la supervisión de un profesional.

Son muchos los beneficios que nos aporta esta pequeña retención. Pero a nivel energético en qigong nos sirve como tonificante, como acumulador de qi. Uno de mis maestros solía decir que lo usaba para "construir qi".

Después siga con unas pocas respiraciones equilibradas. Tras unas cuantas repeticiones haga una pequeña pausa tras la espiración. Sirven las mismas recomendaciones que anteriormente. Entre 1-3 segundos es más que suficiente. Notará que el efecto que consigue ahora es más relajante, más Yin.

PAO SIK (respiración con explosión)

Este tipo de respiración consiste en soltar el aire de golpe tras la inspiración. Suele utilizarse con el objetivo de eliminar tensiones y favorecer la circulación del qi. Favorece la relajación y el desbloqueo de la circulación energética y sanguínea.

Por lo tanto resulta muy útil en situaciones de preocupación, stress, agarrotamientos y tensión tanto muscular como mental.

De forma muy frecuente se combina con el quai sik o respiración de tortuga. Es decir, tras la inspiración mantendríamos unos segundos la respiración para luego soltar de golpe el aire.

Con dicha combinación conseguimos llevar la energía a una determinada zona para luego obtener un efecto de relajación y conseguir que dicha energía pueda circular correctamente. Logramos tonificar el qi al mismo tiempo que logramos relajar la musculatura.

De nuevo tenemos dos maneras de realizar éste tipo de respiración;

- La primera variante consiste en expulsar de golpe todo el aire que hemos inspirado anteriormente. Con ello conseguimos una mayor sensación de desbloqueo pero tiene el inconveniente que si se practica varias veces conlleva una excesiva pérdida de qi.

- La segunda forma que tenemos de practicarla es soltar sólo un poco de aire de golpe tras la inspiración para luego seguir con una espiración normal, es decir, más suave y controlada.

Es la forma más utilizada de las dos, ya que permite relajar una zona sin que haya pérdida de qi

Práctica

Escoja una postura de inicio. Dedique un tiempo a centrarse y regular su respiración. Ahora si que le aconsejo que inspire por la nariz y espire por la boca. Tras unas cuantas repeticiones, inspire, haga una breve retención de aire para después soltar una parte de golpe y proseguir espirando suavemente lo que le quede de aire. Puede que emita un sonido al soltar una parte del aire de golpe. Es normal.

Notará un efecto revitalizante al mismo tiempo que relajante. Le ayudará a soltar tensiones.

Respiración embrionaria (inversa)

Entendemos por respiración inversa aquella que, al contrario que en la respiración normal, cuando inspiramos contraemos el abdomen moviendo todas sus paredes hacia el interior. Durante la espiración dichas paredes se expanden hacia el exterior como si las relajásemos.

Con ello se consigue una mayor presión sobre los órganos internos, ya que a la presión que ejerce el diafragma hacia abajo al inspirar, sumamos la presión que ejercen las paredes abdominales hacia el interior. Por lo tanto logramos aumentar el efecto de masaje y de bombeo que ejercen dichos músculos sobre todos los órganos internos durante la respiración.

En nuestro sistema también se le conoce como respiración embrionaria porque solemos poner nuestra mente o concentración en el ombligo durante su realización. Con ello conseguimos trabajar especialmente el jing (esencia).

Práctica

Adopte una posición de inicio. Pro ahora junte sus palmas y colóquelas encima del ombligo. Haga unas cuantas respiraciones naturales y equilibradas. Notará que al inspirar se expande el abdomen y al espirar se contrae.

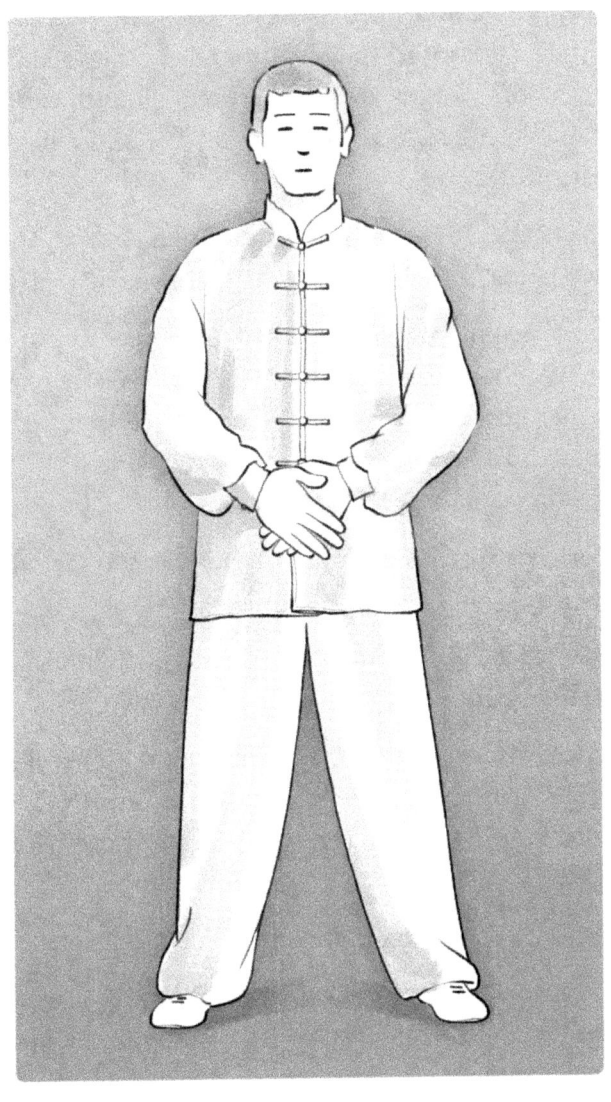

Intente revertir el proceso; inspire, pero no permita que se expanda el abdomen, y de forma consciente lo mete un poco hacia adentro. Al soltar el aire relaje y permita que se expanda ahora. Al principio le parecerá un poco extraño y puede que le cueste, pero con el tiempo le saldrá de forma más natural.

Personalmente a mí me gusta hacer este tipo de espiración por la nariz, tanto al inspirar como al espirar.

Notará una mayor compresión del abdomen al inspirar y una mayor liberación al soltar el aire. Esto le permite condensar más el qi, es decir atraerlo más hacia el bajo abdomen. Además se aumenta la presión que se ejerce sobre los órganos internos.

Hemos visto ya los dos tipos básicos y lo seis métodos de respiración.

Podemos aplicar cualquiera de los seis métodos a las dos formas básica que hemos visto de respirar.

Es decir, podemos hacer que una respiración natural o lineal sea neutra, de tipo yang o de tipo yin. También podemos añadirle quai sik, pao sik e incluso hacerla embrionaria.

Lo mismo podemos hacer con cada una de las alturas.

Las posibilidades son enormes, pero con el tiempo y la práctica podemos entender que hay combinaciones que resultan mucho más lógicas y son las que suelen aparecer en los diferentes ejercicios de qigong.

CAPÍTULO 7

Paso 3: Trabajo de SHEN

Como vimos anteriormente, en realidad el shen es un concepto muy amplio que va más allá de lo que los occidentales entendemos por "mente". Cuando hablamos de shen, aparte de la actividad mental propiamente dicha, nos referimos también a las diferentes expresiones de la vitalidad de una persona; mirada, forma de hablar, etc.

Para el trabajo de nuestro shen, utilizaremos la concentración. Más concretamente trabajaremos un concepto chino llamado "YI", que significa "intención".

En las antiguas teorías del qigong suele decirse que *"dondequiera que esté la mente, allí estará el qi"*. Esta es la idea fundamental y mas importante sobre el entrenamiento del shen.

Por lo tanto, nuestra intención será aprender a dirigir nuestra mente a los lugares donde queramos dirigir nuestra energía.

También sabemos que aquello en lo que pensamos se expande. O dicho de otra manera, atraemos lo que pensamos.

Por lo tanto, una actitud relajada, positiva y centrada en lo que estamos trabajando ayudará a hacer circular el qi de forma correcta.

De alguna manera, lo que queremos conseguir con la mayoría de los ejercicios de qigong es una atención plena en lo que estamos haciendo. Nuestra mente o intención, es decir, nuestro YI, debe ir coordinado con el movimiento y la respiración en todo momento.

Un yi centrado en el presente, en lo que estamos haciendo en cada momento, en armonía con el movimiento y la respiración, nos ayudaran a tener un shen (mente) más sano.

En algunas tradiciones orientales se compara a la mente con un mono juguetón y travieso. Dicho mono siempre se está moviendo y haciendo travesuras. No podemos hacer que esté quieto, ya que iría en contra de su naturaleza. Pero sí darle un juguete para que se entretenga y se olvide de sus trastadas. Siguiendo esta analogía, nuestra mente (mono) siempre está llena de ideas y pensamientos (travesuras). No podemos vaciarla de ideas pero sí hacer que se centre en algo concreto (juguete) para que se olvide de otros pensamientos. Por ejemplo, centrarnos durante un rato en nuestra respiración nos ayudaría a olvidarnos de otros pensamientos, ya que la mantendríamos "entretenida".

De alguna manera, se trata de tomar control de hacia donde queremos que vayan nuestros pensamientos. En nuestro caso, la mente, o más exactamente nuestra intención, deben ir coordinados con nuestro movimiento y nuestra respiración para llevar el qi a la zona del cuerpo que estemos trabajando.

De esta forma, seguimos con la idea de que los tres tesoros, jing, qi y shen deben ir siempre coordinados.

Práctica

Como ha podido ver, el trabajo de nuestra mente, o más exactamente de nuestra intención o YI, está presente de forma continua. Está en todo lo que hagamos. Pero vamos a ver un ejemplo de como podemos utilizar nuestra mente para llevar el qi a determinados lugares.

Para ello vamos a adoptar una posición de inicio. Aunque vale cualquiera de las dos que conocemos, le recomiendo que escoja la posición de sentado. No hace falta que se siente sobre un cojín con las piernas cruzadas. Sentado correctamente sobre una silla es más que suficiente.

Nuestra intención será llevar el qi a tres puntos o zonas que en medicina china se consideran muy importantes y que puede ver en la imagen. No hace falta que conozca la función de dichos puntos. Pero para su información, describo brevemente de qué se trata;

Los tres dāntián son tres zonas situadas en la parte anterior del cuerpo, un poco hacia el interior. No son puntos concretos, sino zonas un poco más amplias. El concepto chino de dāntián "(丹田)" se compone de dos partes;

dān *(丹); hace referencia a cierta sustancia o elixir que se suponía proporcionaba salud y longevidad. Muchas veces se representa con una bola o perla.*

tian (田); *significa algo parecido a un campo de cultivo, dando a entender que es una zona que hay que cuidar y trabajar, es decir, cultivar.*

Cuando se habla solamente de dāntián , nos solemos referir al dāntián inferior, situado por debajo del ombligo.

Cuando nos referimos a los tres dāntián hablamos de tres áreas principales de almacenamiento de qi. Cada una de estas zonas ejerce un control en la función de los tres tesoros.

En realidad, cada uno de estos dāntián es el hogar o residencia de cada uno de los tesoros. De ahí su gran importancia: cuando trabajemos cada uno de los dāntián estaremos desarrollando el tesoro correspondiente.

En la práctica de Luohan qigong, los dāntián tienen una especial importancia para el trabajo del shen, ya que son las zonas donde dirigiremos nuestra atención o concentración cuando trabajemos las diferentes alturas.

SĀN DĀNTIÁN
三丹田

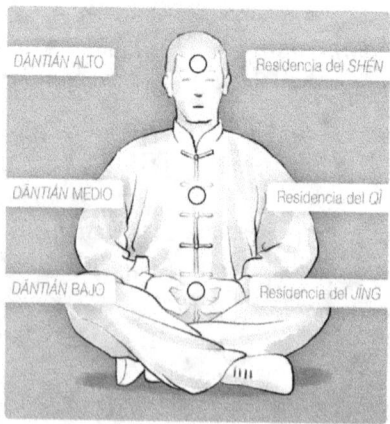

Empecemos por el primero de ellos; Ya tenemos la posición adecuada y hemos regulado nuestra respiración.

Ahora, antes de iniciar una nueva inspiración colocamos nuestra mente, nuestra intención, en el dantian superior. Es como si con la mente le dijésemos al qi donde queremos que se dirija. Posteriormente seguimos inspirando manteniendo nuestra intención en dicha zona. Tras una breve pausa, espiramos y vamos relajando nuestra mente al mismo tiempo que sale el aire. Repetiríamos el proceso tres o cuatro veces en cada una de las zonas; en cada uno de los tres dantian.

Esto es solo un ejemplo de como utilizamos la intención para dirigir al qi. En realidad serviría para cualquier punto o zona del cuerpo. Allá donde prestemos atención, irá el qi.

Lo importante es entender que la mente siempre debe ir coordinada con el movimiento y la respiración.

Cuando estiremos, debemos acompañar con nuestra intención, aumentando la sensación de estirar.

Al respirar, la mente también acompaña y se concentra en cada una de las cuatro fases.

CAPÍTULO 8

Acerca de la relajación

Una de las cuestiones que más suele atraer a la gente que se acerca a las clases de qigong y taiji, es la relajación.

Mi respuesta siempre es la misma; el objetivo del qigong y el taiji no es el de relajarse. Pero también es verdad que la relajación es un requisito imprescindible para practicar estas disciplinas de forma correcta.

Como no podía ser de otra forma, desde nuestra perspectiva se valora la relajación en relación a los tres tesoros.

El objetivo primordial de los ejercicios de qigong es conseguir una correcta circulación de qi por todo el cuerpo. Y para ello es requisito indispensable estar relajado. Nosotros consideramos que la relajación tiene varios niveles, y como podrá imaginar, se corresponden con los tres tesoros. Hay que relajar el cuerpo, la respiración y la mente.

Un cuerpo que no esté bien colocado (postura) no podrá, o al menos le resultará muy difícil, relajarse. Por un cuerpo que no esté relajado no puede fluir el qi de forma correcta.

Pero tampoco lo puede hacer sin una respiración fluida, rítmica y profunda (con independencia que la trabajemos yin, yang o neutral). Y finalmente, sin una mente serena y equilibrada tampoco lo conseguiremos.

Como a estas alturas podrá ya imaginar, buscamos encontrar esa relajación desde el movimiento, desde la respiración y desde la intención, esos tres pasos que nos pueden llevar hacia nuestro bienestar.

Es un tema amplio que sin duda, da para otro libro en el que se explique con mucho más detalle como llegar a ese estado de relajación.

Pero como siempre, hay que evitar los extremos y respetar la regla del yin y del yang. Tan malo puede ser un exceso de tensión, como un exceso de relajación. Como solía explicar otro de mis maestros; "hay que estar relajado, pero no blando. Siempre hay que mantener cierto tono vital."

Como vimos en el capítulo correspondiente, los estiramientos (el que se expone en este libro es un excelente ejemplo) que se practican en los diferentes sistemas de qigong ayudan a relajar las diferentes estructuras corporales, especialmente los músculos, que son su parte activa.

La respiración profunda, pausada y consciente no solo moviliza la circulación de energía y sangre, si no que también ayuda a eliminar tensiones y por lo tanto favorecer un estado de relajación. Ya vimos que la respiración de tipo yin, retener el aire para luego soltarlo de golpe, etc. nos podían ayudar a tal efecto.

Por último, utilizar la intención en los diferentes ejercicios y centrarnos en lo que estamos haciendo en cada momento, nos ayuda a olvidarnos de otras cuestiones o pensamientos que nos puedan generar tensión o preocupación, permitiendo de esta forma permanecer más relajados.

En definitiva, la práctica de los ejercicios de qigong, o lo que es lo mismo, de los tres pasos hacia nuestro bienestar que ya hemos analizado, implican un trabajo intrínseco de relajación.

CAPÍTULO 9

Conclusión

Los diferentes sistemas existentes de qigong son la herencia de muchísimas generaciones de practicantes que han ido perfeccionando sus teorías y sus prácticas para conseguir sus objetivos.

Hay métodos muy sencillos y otros realmente extensos y complejos. Muchos de ellos se sustentan sobre teorías médicas que hay que conocer para llegar a sus más altos niveles.

Por lo general se requiere la guía de un maestro cualificado y cierto tiempo de práctica dependiendo del sistema que se practique. Resulta realmente difícil, muy probablemente imposible, transmitir estos conocimientos a través de un libro. Definitivamente imposible si se quiere aprender exclusivamente de un libro.

Pero igual de cierto es que no es necesario aprender la totalidad de un sistema de qigong o ser un gran experto para obtener algunos de sus beneficios.

La intención de este libro es analizar de forma muy básica y sencilla los métodos que utilizan la mayoría de los sistemas de qigong y los beneficios que nos pueden aportar.

Especialmente me baso en los conocimientos que me han transmitido mis maestros sobre el estilo que yo practico. Podrá obtener mayor información, si así lo desea, sobre dicho sistema en mi anterior libro "Lohan Chi kung. Tesoro para la Salud" (*amzn.to/2ao9Iqx*). En él, hago una introducción a las diferentes categorías de qigong. Explico la historia del Luohan gong, sus objetivos y métodos de trabajo. También muestro los puntos esenciales para su práctica.

Los métodos que explico en este libro se basan principalmente en dicho sistema.

Tomar conciencia que somos cuerpo, energía y mente y que lo podemos trabajar con movimiento, respiración y concentración. Saber que son tres aspectos indivisibles y deben ir coordinados. Conocer simples ejercicios que nos pueden ayudar a mejorarlos puede ser un buen punto de partida para mejorar nuestro bienestar.

Gracias

Espero de verdad que este pequeño libro le haya gustado y resulte útil. En caso de ser así, me haría muy feliz si pone una valoración positiva en Amazon.

Su opinión es muy importante, y no solo ayuda a posicionar el libro entre los muchísimos que existen, sino que supone un reconocimiento al esfuerzo y trabajo que supone escribirlo.

De todas formas, gracias por comprarlo y dedicar su tiempo a su lectura. ¡Gracias y hasta pronto!

Acerca del autor

Jose Beneyto es instructor de artes marciales chinas, y está especializado en Choy Lee fut Kungfu y Lohan Chikung. Ha tenido la oportunidad de aprender ambas disciplinas de algunos de los mejores maestros que existen en la actualidad.

También ha estudiado en profundidad las teorías básicas de la medicina tradicional china, así como diversas técnicas orientales para el cuidado de la salud, como la acupuntura, el masaje Tui na o la Fitoterapia entre otras.

- https://www.facebook.com/LohanChikung/
- lohanchikung@yahoo.es

Nota del autor

A lo largo de este libro se utilizan algunas palabras procedentes del idioma chino. Para ello he utilizado el pinyin, que es un sistema de transcripción fonética del chino mandarín y está reconocido oficialmente en la República Popular China. Cambia el uso de los caracteres tradicionales chinos de conceptual a fonética. Esto es, se usa la escritura latina para transcribir fonéticamente el idioma chino.

El sistema pinyin posee un complejo sistema de diacríticos para marcar los tonos. Es decir, se usan una serie de acentos y guiones para indicar como debe ser su pronunciación. Para su correcta escritura no se debería omitir ninguno de estos signos.

Pero a lo largo del libro se repiten muchísimo algunas palabras y con el fin facilitar su lectura decidí eliminar dichos diacríticos. Para no perder rigurosidad y a modo de información, adjunto la forma correcta de escribir los términos chinos más utilizados en este libro en pinyin. De todos modos, podrá observar que la primera vez que aparece cada uno de ellos en el libro, están escritos correctamente.

PINYIN	FORMAS UTILIZADAS EN EL LIBRO
Yīn	yin
Yáng	yang
Sānbǎo	sanbao
Jīng	jing
Qì	qi
Shén	shen
Qìgōng	qigong
Dāntián	dantian